AF467029

LE

VERTIGE NASAL

PAR

Le Docteur JOAL (du Mont-Dore)

Mémoire lu au Congrès de laryngologie et d'otologie

PARIS
ASSELIN & HOUZEAU, LIBRAIRES DE LA FACULTÉ DE MÉDECINE
PLACE DE L'ECOLE-DE-MÉDECINE
1887

LE

VERTIGE NASAL

PAR

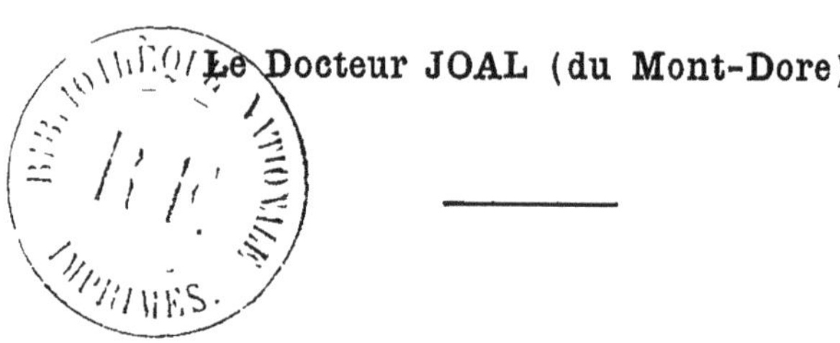

Le Docteur JOAL (du Mont-Dore)

Mémoire lu au Congrès de laryngologie et d'otologie

PARIS
ASSELIN & HOUZEAU, LIBRAIRES DE LA FACULTÉ DE MÉDECINE
PLACE DE L'ÉCOLE-DE-MÉDECINE
1887

LE VERTIGE NASAL

I.

Ce travail a pour but d'établir que certains états vertigineux sont tributaires d'affections passagères ou permanentes des fosses nasales.

Nous voulons montrer qu'à côté du vertige gastrique de Blondeau et Trousseau, du vertige laryngé de Charcot, du vertige utérin de Huchard, il y a lieu de réserver une place pour le vertige nasal.

Ce vertige *a naso læso* a une origine réflexe; son mécanisme de production est semblable à celui des différentes névroses nasales décrites dans ces derniers temps.

On sait, en effet, que depuis l'époque où Elsberg a signalé un cas de chorée nasale (1863), de nombreux auteurs, tant en France qu'à l'étranger, se sont occupés de cette intéressante question des réflexes nasaux ; beaucoup de faits ont été publiés à l'appui de la nouvelle doctrine, et ont servi à créer de toutes pièces un important chapitre de pathologie.

Voltolini, Frænkel et nous-même avons étudié les rapports de l'asthme et des polypes muqueux.

John Mackenzie, Sajous ont rattaché la fièvre de foin à une affection de la pituitaire.

Seiler, Hack, Longuet, Baratoux, Cartaz ont fait connaître des observations de toux nerveuse ayant une origine nasale.

Schæffer, Sommerbrodt, Hering, Brébion, Moure, ont montré que l'aphonie spasmodique pouvait avoir pour point de départ une lésion de la pituitaire, et sous la même influence on a observé des cas de migraine, de névralgies diverses, de délire, de folie, d'épilepsie, de chorée (Ziem, Lowe, Rougier) ; enfin on sait que Michael traite la coqueluche par des insufflations de poudre dans le nez.

De ces différentes névroses, deux ne nous paraissent pas avoir suffisamment attiré l'attention des auteurs : l'hypochondrie, qui chez bien des malades, c'est notre conviction profonde, se développe par le fait d'une lésion nasale, et le vertige.

C'est du vertige que nous voulons nous occuper en ce moment, nous réservant de faire ultérieurement l'étude de l'hypochondrie nasale.

Michel (de Cologne) nous paraît être le premier auteur qui ait signalé l'origine nasale de certains vertiges. Dans son *Traité des Maladies des Fosses nasales*, publié en 1876, il écrit en étudiant les accidents causés par les attouchements de la pituitaire avec une sonde :

« Parfois il se produit, même chez les individus les plus robustes, de la pâleur de la face, des vertiges, et un état semi-syncopal; souvent on observe de la toux. »

Puis en 1883 Hack (de Fribourg) rapporte dans *Berliner med. Wochenschrift*, quatre faits de vertige nasal, dont deux parfaitement concluants, qui méritent d'être reproduits.

I. M. K. vient me consulter pour un mal de gorge. Il s'agissait d'un léger catarrhe chronique que l'emploi de badigeonnages à la glycérine iodée améliora rapidement. J'appris en outre que le malade avait eu plusieurs affections graves dont il était bien guéri mais qui avaient occasionné un notable affaiblissement du système nerveux. Aussi je ne pouvais chercher l'explication des divers symptômes nerveux accusés par le malade, ailleurs que dans une faiblesse nerveuse générale, j'étais très-éloigné de rattacher ces phénomènes à une affection locale.

Le malade était surtout incommodé la nuit par des cauchemars qui lui rendaient le sommeil très-pénible, et il se réveillait souvent en poussant des cris. Le jour il éprouvait fréquemment des vertiges accompagnés de céphalalgie légère. Ces vertiges survenaient le matin et disparaissaient vers le milieu de la journée. Le malade se plaignait aussi d'avoir le nez bouché, je pratiquai la rhinoscopie antérieure et découvris des deux côtés un gonflement marqué de la muqueuse qui recouvre le cornet inférieur. Malgré cette constatation je n'aurais pas osé insister pour intervenir chirurgicalement si le malade ne s'était pas déclaré prêt à subir l'opération. Je détruisis par le galvano-cautère les parties malades en plusieurs séances. A la suite de l'opération non-seulement les cauchemars ont disparu, mais à la grande satisfaction du patient les vertiges ont aussi cessé complètement. J'ai eu dépuis l'occasion de constater que la guérison avait été définitive.

II. M. V. est un malade que j'ai déjà cautérisé dans l'arrière-gorge pour une pharyngite granuleuse très-accentuée. Peu de temps après il vient de nouveau me consulter pour des phénomènes douloureux qui n'ont évidemment aucun rapport avec l'opération qu'il a dû subir. Depuis quelques mois il est sujet à des vertiges, et son nez se bouche par instants, sans cause apparente. Les vertiges surviennent comme chez le malade précédent le matin, et disparaissent après avoir duré peu de temps. Il n'y a pas de maux de tête. Le malade voit les objets tourner autour de lui et chancelle chaque fois qu'il essaye de marcher ; dans ce second cas il s'agit cependant d'un homme bien constitué, bien portant, qui ne présente pas le moindre symptôme de névropathie. L'examen rhinoscopique montre les mêmes altérations que chez le premier malade. Je constate encore que les cornets inférieurs sont très-tuméfiés. L'application du galvano-cautère débarrasse complètement le malade de ses vertiges. — (Hack.)

En 1885 le professeur Massei (de Naples), fait sur le vertige nasal une excellente leçon dans laquelle il résume parfaitement la question des réflexes nasaux, et rapporte l'observation d'un jeune homme de 25 ans atteint assez fréquemment d'accès vertigineux, déterminés par un coryza chronique. La muqueuse hypertrophiée est détruite par le galvano-cautère, et aussitôt les vertiges disparaissent.

Le Dr Hering, dans un travail de 1886, sur les réflexes des affections nasales, écrit :

« Sur trois observations de vertige causé par l'hypertrophie des cornets moyens, deux cas furent guéris par l'ablation de la partie antérieure des cornets. »

Enfin le Dr de Gennaro a rapporté (*Archiv. Ital. de Laryng.* 1886), l'histoire d'un malade ayant du spasme de la glotte, de la dyspnée, de la toux, du vertige; ces accidents étaient produits par un polype muqueux du nez ; l'ablation du polype fit cesser les phénomènes réflexes et le vertige.

Après ce rapide aperçu historique, nous croyons utile de résumer les observations suivantes, dont les quatre premières nous sont personnelles, et les autres sont dues à l'extrême obligeance de MM. les Drs Ch. Fauvel, Cadier et Ruault. Que ces excellents maîtres et amis reçoivent ici le témoignage de notre affectueuse reconnaissance.

Observation I (personnelle).

Pendant la saison thermale de 1882, nous donnons des soins à une jeune dame de 26 ans, de tempérament arthritique (le père de la malade était rhumatisant, sa mère était une asthmatique). Cette personne a eu des crises d'asthme dès sa jeunesse, et elle a fait, dans ces dernières années, aux eaux sulfureuses des Pyrénées, trois cures minérales qui ont donné d'excellents résultats.

Des troubles dyspeptiques étant survenus, la malade est envoyée au Mont-Dore.

En outre des crises d'oppression, qui font surtout souffrir cette dame, nous notons comme symptômes un état nerveux assez prononcé, accès de céphalalgie à forme hémicranienne ; elle a parfois des nausées, des vomissements, enfin elle nous dit qu'elle éprouve, à des intervalles variables, de véritables vertiges ; les objets tournent alors autour d'elle, il lui est impossible de se tenir debout sans s'appuyer sur les meubles environnants, elle a des mouches volantes devant les yeux.

Ces crises vertigineuses coïncident ou alternent avec les accès d'oppression.

Nous rattachons ces vertiges aux troubles gastriques et à l'état névropathique.

A l'examen rhinoscopique, nous constatons, du côté gauche, une hypertrophie marquée de la muqueuse qui recouvre le cornet inférieur ; de plus, nous voyons entre ce cornet et la cloison un polype muqueux. Nous voulons avec un stylet voir le point d'implantation du polype ; le contact de la sonde détermine un accès vertigineux qui dure quatre heures. Après avoir fait une application préalable d'une solution bromurée et morphinée sur la pituitaire, nous extirpons le polype.

La malade n'a plus eu de vertiges.

Observation II (personnelle).

En juillet 1885, on nous conduit un jeune homme de 15 ans, bien constitué, mais nerveux, d'un père goutteux et d'une mère névropathe. Sa voix est enrouée depuis deux ans ; au laryngoscope, la muqueuse vocale est rouge, et nous attribuons à la mue et aux excès de parole, ces accidents laryngés.

A l'examen rhinoscopique nous trouvons la muqueuse du cornet inférieur droit rouge et notablement hypertrophiée, car elle repose sur le plancher des fosses nasales.

Entre autres pratiques thermales nous prescrivons au malade l'irrigation naso-pharyngienne.

Mais, à la première douche nasale, il est pris de vertige avec pâleur de la face, faiblesse du pouls, état syncopal, si bien qu'on est obligé de le porter à son hôtel, et il reste au lit plus de deux heures en proie à son accès vertigineux.

Nous pensons d'abord à un vertige auriculaire, mais le malade n'a pas éprouvé de sensations douloureuses du côté des oreilles, rien ne permet de supposer que le liquide thermal ait pénétré dans les trompes d'Eustache.

Nous apprenons que ce jeune homme a eu antérieurement d'autres crises vertigineuses qui se montraient ordinairement en même temps que des éternuements et d'autres phénomènes nasaux.

Nous voulons cautériser la pituitaire avec du nitrate acide de mercure dissous dans de la glycérine neutre. Cette cautérisation détermina un accès vertigineux.

Observation III (personnelle).

X..., tapissier, âgé de 36 ans, est un homme bien constitué, de tempérament arthritique, il a eu, à maintes reprises, des douleurs rhumatismales ; il a joui d'une santé satisfaisante jusqu'en 1885 ; à cette époque, il devient triste, paresseux, hypochondriaque ; il ressent des douleurs vagues dans tout le corps, il éprouve parfois de la céphalalgie assez violente qui a pour siége le front, tantôt à droite, tantôt à gauche ; il maigrit, a des nausées, des vomissements.

Il se plaint, en outre, de vertiges qui se montrent le plus souvent le matin, lorsqu'il est à jeun. Plusieurs médecins qui ont vu le malade ont rapporté ces vertiges à une affection de l'estomac. Ces vertiges ont paru d'abord à intervalles éloignés, tous les mois, tous les deux mois, puis il leur est arrivé de se montrer plusieurs jours de suite ; la durée de l'accès vertigineux n'a pas dépassé, dans quelques cas, un quart d'heure ; mais, dans d'autres circonstances, elle s'est prolongée pendant 7 ou 8 heures. Au moment des crises, le malade sent son lit emporté dans l'espace, les objets tournent autour de lui, il a la vue trouble, une fois il a fait une chute.

Lorsque nous voyons le malade, il a la voix nasonnée, il accuse les symptômes d'une obstruction nasale ; il nous dit que depuis longtemps il a des rhumes de cerveau dont la fréquence et l'intensité ont bien augmenté dans ces derniers temps. Au rhinoscope, nous constatons que la pituitaire est enflammée dans sa totalité, l'hypertrophie est surtout notable au niveau du cornet inférieur gauche. Le contact de la sonde ne provoque pas de vertige, elle détermine seulement du larmoiement et un écoulement nasal.

Nous faisons des cautérisations au galvano-cautère, à cinq reprises ; à la première séance, léger vertige. Ce traitement a débarrassé le malade de ses accès vertigineux.

Observation IV (personnelle).

X... est âgé de 35 ans, il a le teint blond, le visage pâle, il a été atteint d'une pleurésie, il y a environ huit ans ; il a eu de l'eczéma aux membres et à la poitrine ; c'est un sujet herpétique, son père était rhumatisant.

L'estomac fonctionne bien, aucun trouble du côté des oreilles.

Le malade a de fréquents rhumes de cerveau, il suffit d'une sensation légère de froid aux pieds ou à la tête pour provoquer un coryza ; cet homme est pris, depuis quelque temps de vertiges qui surviennent au moment des poussées nasales ; ces accès vertigineux sont parfaitement caractérisés, le malade ne peut rester debout sans s'appuyer sur les objets environnants, la tête lui tourne ; ces accès, parfois légers, se montrent plusieurs fois dans la même journée ;

dans d'autres cas, le sujet est obligé de garder le lit pendant 2 ou 3 jours, en proie aux accidents vertigineux qui sont presque permanents.

En outre, cauchemars fréquents, céphalalgie à la tempe, à l'œil siégeant du côté où le coryza est le plus intense ; état nerveux, hypochondrie.

L'examen rhinoscopique nous montre une hypertrophie peu considérable du cornet moyen droit et assez prononcée du cornet moyen gauche.

Au moment d'une poussée nasale, ayant touché la pituitaire avec un stylet, nous déterminons un accès vertigineux.

Traitement au galvano-cautère en quatre séances.

Nous avons vu le malade il y a quelques jours, les vertiges n'ont pas reparu.

Observation V (Dr Fauvel).

En 1884, le docteur Ch. Fauvel reçoit la visite d'une jeune femme de 22 ans qui a toutes les apparences extérieures d'une excellente santé. Antécédents arthritiques.

Depuis 2 ans cette dame a changé de caractère. Elle est devenue nerveuse, irascible, elle se préoccupe beaucoup de sa santé, elle est hypochondriaque.

Elle est atteinte de pharyngite chronique ; elle tousse, expectore des crachats grumeleux ; elle a de fréquents rhumes de cerveau, avec éternuements répétés et enchifrènement marqué.

La muqueuse naso-pharyngienne est colorée et tuméfiée.

La pituitaire est rouge et hypertrophiée, surtout au niveau du cornet inférieur droit où elle se met en contact avec la cloison.

Le Dr Fauvel touche la muqueuse hypertrophiée avec un stylet et aussitôt la malade est prise de vertige, le visage devient pâle ; le sujet voit les objets tourner autour d'elle.

Cette dame éprouve des vertiges depuis 8 mois environ, elle n'a pas fait de chute, les vertiges se montrent tantôt le matin, tantôt le soir ; ils paraissent au moment des coryzas. Douleur de tête, surtout du côté gauche. Aucun trouble du côté des oreilles.

Traitement avec des prises de belladone, de morphine, de gomme arabique ; bougies au chlorure de zinc, irrigation naso-pharyngienne avec de l'eau chloralée. Guérison des vertiges.

Observation VI (Dr Fauvel).

Mme X..., rentière à Etampes, âgée de 48 ans, vient consulter le docteur Fauvel en 1885. C'est une forte femme ayant un certain embonpoint, de tempérament arthritique, elle répond au type des hypochondriaques gaies.

Elle a depuis longtemps des coryzas assez intenses, son nez est bouché ; mucosités épaisses et abondantes. Croûtes noirâtres. Mauvaise odeur. Faux ozène, anosmie.

Cette dame éprouve assez souvent des maux de tête du côté gauche, elle a des vertiges qui paraissent de préférence le matin, au réveil ; les objets tournent autour d'elle, son lit lui semble emporté dans l'espace avec un mouvement rotatoire ; vue trouble, mouches volantes, la malade ne peut rester debout sans perdre l'équilibre. Les accès sont tantôt espacés, tantôt ils reviennent plusieurs jours de suite, sans cause connue de la malade.

La muqueuse nasale est enflammée dans sa totalité ; les cornets inférieurs sont hypertrophiés et accolés à la cloison. Dans le naso-pharynx, aux choanes, la muqueuse paraît tuméfiée.

Traitement : Douches nasales avec du permanganate de potasse, pommade au précipité blanc. Cautérisations au galvano-cautère. Guérison.

OBSERVATION VII (Dr FAUVEL).

Un commerçant de Dourdan, jeune homme âgé de 30 ans, fort vigoureux, bien constitué, vient trouver le Dr Fauvel, en 1886, pour une affection du nez. Ce malade est rhumatisant, aucune marque de névropathie.

Depuis deux ans, il est atteint d'un coryza à l'état presque permanent, il a le nez bouché, il rejette d'abondantes mucosités qui ont de l'odeur. L'odorat est en partie perdu.

Le matin, il expectore des crachats qui viennent du naso-pharynx, qui ont mauvais goût et qui lui enlèvent l'appétit.

Il se plaint en outre de vertiges qui se montrent le soir ou le matin avec une certaine irrégularité dans leur apparition. Les accès ont une durée variable, ils cessent parfois au bout de quelques minutes, d'autres fois ils se prolongent pendant une partie de la journée.

Le malade n'a jamais fait de chute, mais au moment du vertige il doit s'appuyer sur les meubles environnants pour ne pas tomber. Le vertige a le caractère giratoire. Vue trouble. Scotomes scintillants. Céphalalgie à la région frontale. Vomissements.

Rien du côté des oreilles.

La muqueuse nasale est gonflée du côté droit ; à gauche hypertrophie notable du cornet moyen, en ce point la membrane est grisâtre et pendante au point de prendre l'aspect d'un polype muqueux.

Irrigations nasales au chloral et au permanganate. Galvano-cautère. Guérison.

OBSERVATION VIII (Dr CADIER).

Mon ami le docteur Gouel me recommande l'an dernier une de ses clientes, dame de 47 ans, de tempérament arthritique, qui me dit avoir eu des polypes muqueux du nez dont elle a été opérée il y a 3 ans. Ces polypes occasionnaient des crises d'asthme, et de véritables accès vertigineux. Ces accidents ont cessé avec l'ablation des polypes.

Mais, 15 mois après l'opération, les signes d'obstruction nasale reparaissent. Les vertiges ne tardent pas aussi à se montrer de nouveau ; ils surviennent de préférence le matin lorsque la malade se réveille ; elle éprouve alors de la céphalalgie, soit à la région frontale, soit a l'occiput. Les objets tournent autour de la malade, elle ne peut rester debout sans perdre l'équilibre. Les accès ont une durée variable et ils sont irréguliers dans leur apparition ; ils alternent ou coïncident avec les crises d'asthme qui sont également revenues.

Dans le conduit nasal gauche, nombreux petits polypes, et à droite deux polypes plus gros, l'un d'eux s'insère sur la partie moyenne du cornet moyen. Aucun trouble auriculaire, ni gastrique. Les polypes sont enlevés en quatre séances avec le serre-nœud, puis cautérisation des points d'implantation avec le galvano-cautère, après application de glycérine cocaïnée. Cessation des accidents vertigineux.

OBSERVATION IX (Dr RUAULT).

Le jeune D..., âgé de 14 ans, vient me consulter avec sa mère, le 18 février 1886.

Cet enfant a continuellement le nez bouché, il ronfle la nuit, dort la bouche ouverte, et est atteint d'une rhinorrhée abondante. Cet état dure depuis plusieurs années.

L'examen rhinoscopique antérieur, pratiqué avec une épingle à cheveux recourbée, montre une rougeur diffuse de la muqueuse, les cornets inférieurs sont très-notablement hypertrophiés ; à gauche, le cornet inférieur est appliqué directement contre la cloison dans ses 2/3 postérieurs. A droite, il reste un passage entre le cornet et la cloison. La rhinoscopie postérieure montre les extrémités des cornets inférieurs très-hypertrophiés, à aspect arrondi et lisse ne dépassant pas les choanes. Pas de végétations adénoïdes.

Je cherche alors à me rendre compte de la consistance de la muqueuse hypertrophiée des cornets à l'aide d'une sonde; mais, au moment où j'introduis l'instrument à gauche entre le cornet et la cloison, l'enfant pâlit tout à coup, se plaint que tout tourne et se trouve mal. La sueur perle sur ses tempes et le front, le pouls est manifestement ralenti. L'enfant s'allonge sur un canapé et quelques flagellations des joues, avec une serviette mouillée, suffisent pour faire tout rentrer dans l'ordre en quelques instants.

La mère m'apprend que l'enfant a des vertiges depuis 2 ans, surtout lorsque le temps est humide. L'enfant me dit que parfois tout se borne à une constriction au niveau des tempes, avec pâleur et état syncopal, il n'y a pas alors de vertige proprement dit; dans les crises vertigineuses, le malade tombe parfois à terre. Ces symptômes ont été jusqu'à présent attribués à l'anémie; l'estomac est bon, l'ouïe est normale.

Ces renseignements recueillis, je reprends l'examen rhinoscopique, je fais une application de cocaïne qui ramène le vertige, mais une fois le malade revenu à lui, je peux toucher la muqueuse de la cloison sans inconvénient. Je commence à détruire immédiatement, par le galvano-cautère, les tissus hypertrophiés, et en quelques séances, le passage du courant d'air respiratoire était rétabli.

J'ai revu le malade le 16 août dernier, et j'ai appris que les accidents vertigineux avaient disparu, l'hypertrophie des cornets a considérablement diminué.

Les renseignements héréditaires m'ont appris que cet enfant était de souche arthritique.

II.

Les neuf observations inédites que nous venons de rapporter, ajoutées à celles déjà connues de Hack, Massei, de Gennaro, Hering, nous permettent de conclure à l'existence d'un vertige nasal. On ne saurait, en effet, songer à une simple coïncidence, à une rencontre fortuite des accidents vertigineux et des symptômes du côté du nez. C'est au contraire le cas de rappeler le précepte: *Naturam morborum ostendunt curationes,* qui trouve ici son application, puisque dans la plupart des faits précédents la guérison des lésions nasales qui présidaient à l'apparition de ces vertiges a entraîné la cessation de ces derniers.

Après la lecture de ces observations, on doit rester convaincu que les sensations éprouvées par les malades constituent bien le vertige tel que le comprennent les auteurs modernes, et en particulier Gilson et Weill qui viennent de traiter ce sujet, l'un dans le Dictionnaire de Jaccoud, l'autre dans sa thèse d'agrégation.

Gilson ne fait pas la moindre allusion au vertige nasal; Weill, au contraire, connaît le travail de Hack; aussi on lit dans son excellente thèse les lignes suivantes :

« Nous avons trouvé dans quelques cas le vertige associé
» aux lésions pharyngées ou nasales. Guye a signalé un cas de
» vertige produit par des tumeurs adénoïdes du pharynx. Hack
» signale quatre cas où la cautérisation des muqueuses nasale
» et pharyngée guérit des vertiges qui duraient depuis plu-
» sieurs mois. Pour le dire de suite, la fréquence de la surdité

» d'origine pharyngée nous donne immédiatement la clef de
» ces phénomènes qui n'ont rien de réflexe.

» C'est par les oreilles que paraissent agir les affections
» naso-pharyngées qui s'accompagnent de vertiges. »

Voilà une théorie, une manière de voir que nous ne pouvons accepter. Nous combattons énergiquement une semblable interprétation des faits. Le vertige nasal n'entretient pas le moindre rapport avec le vertige de Menière dont il ne dépend en aucune façon ; il se montre en dehors de toute affection de l'oreille, comme nous avons eu soin de le faire remarquer dans les observations que nous avons relatées ; il appartient sans aucun doute à la classe des vertiges d'ordre réflexe, et se produit par un mécanisme analogue à celui du vertige stomacal.

Dans le *vertige a naso læso*, il ne saurait être question d'une lésion des canaux semi-circulaires ni d'un changement de pression dans le liquide labyrinthique, pour expliquer les phénomènes d'instabilité d'oscillation éprouvés par les malades. Sans qu'il soit besoin de l'intermédiaire de la trompe d'Eustache, de l'oreille moyenne, de l'oreille interne, les lésions nasales déterminent d'elles-mêmes par action réflexe, dans les organes cérébraux, des troubles nerveux ou circulatoires qui aboutissent au vertige ; c'est ce que nous allons maintenant faire ressortir, en commençant par indiquer l'origine des réflexes nasaux, les conditions dans lesquelles ils se développent, et par dire quelques mots de la vascularisation et de l'innervation de la muqueuse nasale.

La muqueuse nasale reçoit :

1° A sa partie antérieure, des filets du trijumeau qui viennent de l'ophthalmique par l'ethmoïdal du rameau nasal ;

2° A sa partie postérieure, les nerfs sphéno-palatins venant du ganglion de Meckel ; le sphéno-palatin interne se rend dans la cloison en arrière, le sphéno-palatin externe à la partie postérieure des cornets supérieur et moyen.

Ajoutons quelques filets du naso-palatin, issu aussi du ganglion de Meckel, qui vont à l'orifice postérieur des fosses nasales et à la partie la plus reculée de la voûte.

Cette abondance de nerfs rend compte de la facilité avec laquelle se produisent dans cette région les réflexes qui sont de plus soumis à l'influence du grand sympathique, car on doit admettre que les nerfs sphéno-palatins contiennent des filets sympathiques, étant donnée la part importante que prend le sympathique (par le filet carotidien du nerf vidien) à la constitution du ganglion de Meckel ; n'oublions pas également les filets nerveux vasculaires qui émanent directement du plexus carotidien externe et du plexus carotidien interne et vont innerver les vaisseaux artériels et veineux excessivement abondants dans la pituitaire.

Les artères sont fournies par la maxillaire interne qui donne la sphéno-palatine, l'alvéolaire, la sous-orbitaire, la plerigopalatine et par l'ophthalmique qui donne l'ethmoïdale antérieure et l'ethmoïdale postérieure. Les veines qui accompagnent les artères sont plus nombreuses et plus volumineuses dans la couche profonde de la muqueuse, elles constituent un plexus caverneux d'où partent des rameaux antérieurs, supérieurs et postérieurs.

Entre la face profonde de la muqueuse et le période, les capillaires sont très-dilatés, ils peuvent à certains moments recevoir une grande quantité de sang et augmenter beaucoup de volume ; ils forment un véritable tissu érectile, comme l'ont récemment démontré Kohlbrausch, Bigelow, Voltolini et John Mackenzie.

Ces richesses de la pituitaire en nerfs et en vaisseaux étant connues, il est aisé de concevoir combien cette membrane est facilement impressionnable et comment le plus léger trouble vaso-moteur suffit pour provoquer le gonflement de la muqueuse, la turgescence du tissu érectile.

Les recherches de Hack, Sommerbrodt, Longuet, J. Mackenzie, Baratoux, Hering, entreprises sur les origines des réflexes nasaux, sont concluantes et permettent de soutenir les propositions suivantes formulées par Massei :

1° Le gonflement des corps caverneux des cornets se montre comme conséquence passagère d'une excitation passagère ; il peut s'établir d'une façon permanente si l'excitation se répète ;

2° Une trop grande distension de la muqueuse, bien que momentanée, exerce une action irritante sur les terminaisons des nerfs voisins ;

3° La tuméfaction du tissu érectile peut être déterminée par un excitant pathologique et siégeant en dehors du nez ; c'est un phénomène réflexe qui à son tour peut en provoquer un second ;

4° L'analogie de structure observée entre le tissu caverneux des fosses nasales et celui des organes sexuels, explique pourquoi l'excitation de ces derniers organes peut être suivie de phénomènes pathologiques des fosses nasales ;

5° Enfin, on voit cette action réflexe avoir aussi pour point de départ les organes spéciaux des sens et les autres tissus.

En résumé, certaines altérations, qu'elles soient en dedans ou en dehors des fosses nasales, peuvent provoquer une tuméfaction passagère ou permanente du tissu érectile des cornets, et l'irritation de ces parties, puis, d'une façon secondaire, se produire des réflexes nerveux qui, d'après Hack, sont susceptibles de donner lieu à l'une ou plusieurs des manifestations suivantes :

1° Asthme et fièvre des foins ; 2° spasmes laryngés ; 3° la toux ; 4° névralgies, hémicranie ; 5° tuméfaction et rougeur de la peau du nez ; 6° accès vertigineux ; 7° crises épileptiques ; 8° anomalies de sécrétion.

Mais les auteurs ne se sont pas arrêtés là, ils ont voulu faire des localisations nasales et délimiter des zones de la muqueuse d'où partaient les réflexes.

John Mackenzie dit que la toux nasale se produit le plus souvent par l'irritation du segment postérieur du cornet inférieur et de la partie correspondante de la cloison nasale.

Longuet soutient que c'est en excitant la partie postérieure du cornet moyen.

Baratoux a été conduit par ses recherches à incriminer la partie postérieure de la cloison.

Pour Hack, la zone sensitive avait d'abord pour siège la partie antérieure du cornet inférieur; le professeur de Fribourg a ensuite reconnu que dans certains cas cette zone s'étendait à la partie antérieure du cornet moyen.

Enfin, Hering dit que c'est toute la muqueuse recouvrant la cloison nasale qui doit être mise en cause; il a observé que les accidents nerveux dont nous parlons proviennent de la compression de la cloison nasale par le cornet moyen et par le cornet inférieur.

Ainsi donc, chacun des différents segments de la cloison et des cornets inférieurs et moyens a été successivement regardé comme le point sensible. De semblables divergences entre les opinions des expérimentateurs suffisent pour nous faire rejeter cette théorie des localisations nasales, et nous nous rangeons à l'avis de ceux qui pensent que les réflexes peuvent prendre naissance dans toutes les parties de la membrane pituitaire. Du reste, Zukerkandl a établi que le tissu caverneux se rencontre dans toute la muqueuse du nez, à l'exception de la fissure olfactive.

En tout cas, il résulte des récentes recherches de Schœffer que les névroses réflexes sont susceptibles de se développer sans le boursouflement des corps caverneux, sans la congestion du tissu érectile; une forte hyperémie de la muqueuse, un catarrhe hypertrophique et chronique de la cavité nasale ou naso-pharyngienne peut être la cause des phénomènes nerveux.

Quoi qu'il en soit, il est indiscutable que c'est l'irritation des filets du trijumeau qui énervent la muqueuse des cornets et celle de la cloison qui occasionne les réflexes et les accès vertigineux qui en sont la conséquence.

Le trijumeau transmet l'excitation de ces filets de terminaison soit au cervelet, soit à l'encéphale, suivant que l'on considère le cervelet comme un centre vertigineux ou que l'on attribue au vertige un centre encéphalique variable, et les avis sur ce point sont à peu près partagés. La pathogénie du vertige est encore entourée d'une certaine obscurité, et diverses hypothèses ont été émises pour expliquer son mode de production.

Les uns, avec Reynolds, admettent que le vertige est une décharge épileptique sur le cervelet, comme l'accès de délire est une décharge sur la zone psychique.

D'autres supposent un trouble nerveux, indéfini, du cervelet, analogue à celui qui dans la névrosthénie entraine des phénomènes sensoriels ou autres par ses localisations cérébrales ou médullaires.

Suivant Trousseau, l'action réflexe agit sur le système vasculaire du cerveau, de façon à produire une anémie cérébrale, et partant plusieurs des symptômes de cette anémie, c'est-à-dire vertiges et nausées avec sentiment de défaillance.

Guéneau de Mussy dit que deux anomalies de la circulation encéphalique très-différentes, la congestion et l'anémie, peuvent s'exprimer par le vertige. Mais il se demande si, même chez les chlorotiques, l'ischémie cérébrale doit être mise en cause et si le vertige ne peut pas alors dépendre d'une congestion fugace de l'encéphale concordant avec une diminution de la masse sanguine ou de ses éléments globulaires.

Voici maintenant l'opinion de Hack à laquelle nous nous rallions :

« Je suis porté, écrit-il, à me rattacher à une théorie qui au » moins a l'avantage de s'appuyer sur des faits absolument » semblables observés dans d'autres organes. Dans des circons» tances que nous connaissons, on voit se produire sur la peau » de la face une dilatation des vaisseaux avec œdème consé» cutif qui diparait avec la plus grande rapidité. On peut ad» mettre que dans les mêmes conditions il se produise sur des » parties circonscrites du cerveau une dilatation vasculaire » suivie d'œdème par action réflexe d'origine nasale. Il y a, » bien entendu, cette différence que chaque épanchement ra» pide de liquide dans la substance cérébrale est limité par » l'enveloppe inextensible du cerveau et amène bien plus rapi» dement une anémie capillaire que lorsqu'il s'agit des tissus » extensibles de la face. »

C'est par le même mécanisme qu'une affection nasale occasionne des accès d'épilepsie, en donnant lieu par réflexe à une anémie non plus circonscrite, mais diffuse et occupant des départements plus vastes du cerveau. Ces troubles vasculaires sont sous l'influence des nerfs vaso-moteurs, ce qui ne saurait nous surprendre, car nous savons que le ganglion sphéno-palatin reçoit de nombreux filets du grand sympathique.

Les travaux d'Axel, Key et Retzius ont montré qu'il existait entre la cavité des fosses nasales et la cavité arachnoïdienne, une communication établie par des espaces qui entourent les rameaux des nerfs olfactifs. Ces sortes de canaux lymphatiques traversent la lame criblée, soit par les mêmes orifices que les nerfs olfactifs, soit encore par des conduits qui leur sont propres et vont former des réseaux serrés dans la pituitaire, surtout autour des glandes. Ils s'ouvrent à la surface de la muqueuse par de petits conduits très-fins. Hack a eu d'abord l'idée que les accidents inflammatoires de la membrane pituitaire pourraient se propager à ces canaux, en diminuer le calibre, les obstruer, et par suite déterminer une augmentation passagère de la pression du liquide arachnoïdien et consécutivement produire le vertige, mais il a bientôt renoncé à cette interprétation des faits pour adopter la théorie des réflexes qui expliquent tous les cas ; au contraire l'hypothèse de la propagation des phénomènes suppose l'existence obligatoire de symptômes inflammatoires, et ceux-ci ne sont pas observés dans les fosses nasales de tous les malades éprouvant du vertige nasal.

III.

Nous devons maintenant rechercher les différentes conditions étiologiques sous l'influence desquelles se développe le vertige :

Les troubles congestifs de la muqueuse; le coryza aigu; la rhinite chronique; les polypes muqueux; le catarrhe naso-pharyngien, sont les affections nasales qui sont accompagnées de crises vertigineuses.

En dehors de tout processus inflammatoire, des troubles vasculaires d'ordre congestif peuvent envahir la membrane pituitaire ; la muqueuse du nez à l'exemple de celles de l'estomac, du larynx présente parfois des phénomènes simplement hyperémiques qui ont une durée passagère, qui se dissipent rapidement. Les vaisseaux dilatés reçoivent une plus grande quantité de sang, mais il n'y a pas de désordres dans la nutrition.

Ces phénomènes congestifs se rencontrent fréquemment chez certains sujets de tempérament arthritique ; ils se manifestent avec une intensité assez forte pour faire croire au début d'un violent coryza, mais après une durée toujours courte, variant de quelques minutes, à une ou deux heures tous les symptômes disparaissent sans laisser après eux aucune trace de leur passage.

Ces fluxions nasales sont déterminées par des causes locales, agissant directement sur la membrane de Schneider, odeurs, poussière, vapeurs, air froid, tabac; ou bien elles résultent de causes éloignées et d'ordre réflexe, légère impression de froid à la surface du corps, aux pieds; excitation génitale. Dans certains cas il faut faire intervenir des causes morales pour expliquer la production de la fluxion; nous avons connu un malade qui était pris d'éternuements, d'écoulement nasal abondant, de larmoiement chaque fois qu'il entrait dans une pièce de l'appartement de son père. Cette chambre réunissait toutes les conditions hygiéniques désirables; la température n'était ni froide ni chaude, il n'y avait d'odeurs d'aucune sorte, et cependant à chaque visite le nez du malade se mettait à couler pendant dix à quinze minutes au point de mouiller deux ou trois mouchoirs.

Ces congestions aiguës, actives et primitives suffisent pour engendrer les accès vertigineux, et nous sommes tenté de rattacher à une fluxion nasale concomitante le vertige produit par les odeurs (cantharide, mandragore et bétoine).

Notre cher maître, le Dr Gagnon, professeur à l'École de médecine de Clermont-Ferrand, nous a communiqué les faits suivants qui mettent en évidence les rapports de la congestion nasale et du vertige.

Le premier est relatif à un de nos anciens malades, homme fort vigoureux, rhumatisant, sujet aux bronchites et âgé de 57 ans. Ce malade a des digestions excellentes, il n'a jamais souffert de l'estomac, l'ouïe est très-fine, aucun trouble du côté des oreilles, pas le moindre signe de névropathie. Il y a quelques années il avait des coryzas qui duraient plusieurs jours avec éternuements répétés. Depuis quelque temps chaque fois qu'il sent certaines odeurs désagréables et surtout celle du sulfure de carbone, il est pris d'enchifrènement, son nez coule, ses yeux pleurent, et en outre il éprouve du vertige; il voit les objets tourner autour de lui, il est obligé de s'appuyer sur les meubles environnants. Dans ces moments de crise il ne peut descendre un escalier sans en tenir la rampe. Ces phénomènes ne durent pas plus de vingt à trente minutes. Le malade a été débarrassé de ses fluxions nasales et de ses vertiges par l'emploi de douches nasales au borate de soude et au benjoin.

Le second malade est un homme de 48 ans, de nature herpétique, présentant un sarcome de paupières, atteint aussi de pharyngo-laryngite avec granulations de la gorge ; état nerveux assez prononcé. Ce malade a une profession qui le force à faire de fréquents voyages sur une ligne de chemin de fer dont la voie traverse, pendant quelques centaines de mètres de son parcours, de grandes prairies. Au mois de juin dernier, au moment de la floraison, chaque fois que ce sujet passait au milieu de ces prés, l'odeur des plantes en fleur provoquait une hypersécrétion nasale ; le nez était enchifrené, et était le siège d'une sensation de cuisson; les larmes coulaient, les yeux étaient rouges; en outre de ces symptômes le malade éprouvait des vertiges assez intenses; ces accidents disparaissaient au bout d'une demi-heure environ. Le Dr Gagnon conseilla des applications d une solution de cocaïne sur la pituitaire, quelque temps avant le passage des foins, et le malade fut débarrassé de ses fluxions nasales et de ses vertiges. Aucun trouble du côté de l'estomac ; intégrité parfaite de l'organe de l'ouïe.

Ce dernier cas est une espèce de fièvre de foins ; mais les troubles circulatoires de la muqueuse nasale nous semblent ne pas avoir dépassé l'état congestif; il n'y a pas eu de phénomènes inflammatoires proprement dits, aussi vaut-il mieux donner à l'ensemble des symptômes le nom de fluxion nasale, de préférence à celui de coryza vaso-moteur; le mot coryza est employé comme synonyme de rhinite, et il ne peut s'appliquer aux accidents passagers qui se sont montrés chez ce malade.

Un de nos amis, pharmacien, qui souffre depuis longtemps d'un asthme d'origine nasale, et qui a maintenant une hypertrophie notable de la pituitaire surtout au niveau des cornets inférieurs, nous disait dernièrement qu'autrefois avant le début de l'asthme, il ne pouvait déboucher un flacon d'ammoniaque sans ressentir une vive chaleur dans le nez ; il avait des crises d'éternuements, une sérosité abondante était sécrétée, et en même temps il éprouvait des tournements de tête qui l'obligeaient de s'asseoir. Ces accès avaient une courte durée et ne dépassaient guère 15 à 20 minutes.

Ayant fait une petite enquête parmi les priseurs que nous avons rencontrés dans ces derniers temps, six personnes nous ont dit avoir eu des éternuements et des vertiges lorsqu'elles ont commencé à faire usage du tabac.

Le cas de notre excellent confrère le Dr Gaillard est particulièrement intéressant.

A l'âge de 15 ans, alors qu'il était au lycée, notre ami avait pris l'habitude de priser dans le but d'augmenter son travail intellectuel, et souvent après avoir introduit le tabac dans ses narines, il avait des éternuements, du larmoiement, de l'enchifrènement; en outre la tête lui tournait, il éprouvait de véritables vertiges avec de violentes douleurs frontales; un autre symptôme dû évidemment à une action réflexe nasale était une salivation très-abondante.

Le Dr Gaillard a vu des vertiges survenir chez plusieurs de ses camarades, dans des conditions semblables; le père de notre ami a lui-même dû suspendre pendant un certain temps l'usage du tabac, par suite de crises vertigineuses, avec chute.

Si le vertige est tributaire de la fluxion nasale, il doit l'être à fortiori du coryza aigu; car le processus inflammatoire est caractérisé par des troubles circulatoires plus accentués, il est aussi accompagné du gonflement du tissu caverneux, et il porte l'irritation des filets nerveux de la pituitaire à un degré plus avancé que dans l'état congestif.

Nous avons vu dernièrement, avec le professeur Gagnon, un bel exemple de troubles vertigineux liés à l'existence du rhume de cerveau ordinaire.

Il s'agit d'une jeune femme de vingt-deux ans, habituellement bien portante, légèrement nerveuse, qui, à la suite d'un refroidissement, est prise d'un coryza aigu. Nous la voyons au troisième jour de sa rhinite, elle a une narine à peu près bouchée, la voix est nasonnée, le nez est le siège d'une chaleur manifeste; quelques éternuements, sécrétion abondante, tantôt épaisse, tantôt claire. La malade se plaint surtout d'une vive douleur localisée au milieu de la région frontale, et elle a en outre des tournements de tête; à certains moments, il lui semble que tous les objets se remuent autour d'elle, et elle ne peut rester debout. Ces vertiges ont débuté le deuxième jour du coryza; avant cette époque, la malade n'avait jamais eu d'accidents de cette nature; elle ne souffre pas de l'estomac; les organes de l'ouïe sont en parfait état. Le vertige nous parait d'origine nasale. Nous conseillons des fumigations émollientes, et des cataplasmes à la racine du nez et sur le front; ce traitement amène un amendement des symptômes nasaux; la respiration par le nez devient plus libre, et en même temps les vertiges disparaissent.

Le coryza spasmodique, celui que les Anglais appellent *coryza des foins*, *coryza des roses*, doit également être apte à produire les accès vertigineux. Nous n'avons pas de faits de ce genre à rapporter, mais il nous semble naturel de supposer que les phénomènes locaux du coryza, plus intenses et plus persistants que ceux de la fluxion nasale, doivent aussi donner lieu aux accidents que nous avons vu résulter de la congestion amenée par l'odeur du foin. Nous pensons que, dans ces circonstances, la rhinite aiguë peut aussi bien occasionner les crises vertigineuses que les crises asthmatiques.

Le catarrhe chronique du nez, surtout dans sa forme hypertrophique, est la cause la plus fréquente du vertige nasal ; nous devons rappeler que chez les malades de Hack, chez celui de Massei, chez ceux d'Hering, le vertige coïncidait avec de l'hypertrophie des cornets ; la même remarque doit être faite pour trois des sujets dont nous avons rapporté les observations, pour les trois malades du docteur Ch. Fauvel et pour celui du docteur Ruault. Tous ces individus présentaient, à l'examen rhinoscopique, une muqueuse nasale hypertrophiée.

Par la lecture de nos observations il est aisé de voir que l'hypertrophie porte le plus souvent sur les cornets inférieurs (observations II, III, V, VI, IX) ; dans deux cas seulement (observations IV, VII), le gonflement de la pituitaire était surtout prononcé au niveau des cornets moyens. Nous avons déjà dit que nous n'admettions pas de localisations nasales ; le cornet inférieur n'est pas plus sensible que le cornet moyen ; si dans nos observations ce dernier est moins souvent atteint, c'est parce que d'une façon générale le cornet supérieur est plus fréquemment hypertrophié.

Le vertige peut se développer par le fait seul de la rhinite chronique et de l'hypertrophie de la membrane de Schneider, mais il est provoqué le plus souvent par l'intervention de causes irritantes locales qui viennent ajouter leur action génésique à celle de l'inflammation chronique.

Souvent le vertige est produit par des poussées aiguës qui, se greffant sur un état chronique ancien, augmentent le volume et l'irritabilité de la muqueuse déjà tuméfiée ; ces phénomènes aigus sont le résultat d'un changement de température, de l'influence du froid sur les pieds, du soleil sur la tête, de vapeurs, de poussières irritantes, ou bien encore, c'est notre conviction profonde, le coryza se propage par contagion.

D'autres fois, les accidents vertigineux sont amenés par l'introduction d'un liquide dans les fosses nasales, et nous avons vu que le jeune homme de l'observation II avait éprouvé du vertige à la suite d'une irrigation nasale avec de l'eau minérale.

Le contact d'une sonde métallique sur la muqueuse hypertrophiée produit parfois les mêmes effets ; Carl Michel avait, dès 1875, signalé le fait ; et chez plusieurs de nos malades, principalement chez celui du docteur Ruault, le vertige se montrait dès que l'on touchait le point sensible avec un instrument.

Le docteur Gagnon a donné ses soins à une dame atteinte de surdité par suite de catarrhe de la trompe d'Eustache. Cette

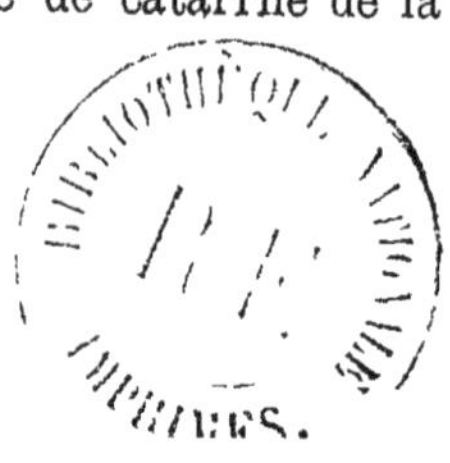

dame avait une hypertrophie notable d'un cornet inférieur, et par cette narine il était impossible de faire le cathétérisme de la trompe; si l'on introduisait la sonde d'environ deux centimètres dans le nez, la malade était aussitôt prise de vertiges.

Dans d'autres cas, les phénomènes réflexes sont ramenés par l'action d'un caustique sur la muqueuse; les cauterisations au galvano-cautère, employées pour détruire les corps caverneux, peuvent provoquer des crises vertigineuses, si l'on n'a pas le soin d'insensibiliser préalablement la muqueuse nasale au moyen de la cocaïne.

Les observations I et VIII montrent que les polypes muqueux du nez jouent un rôle dans l'étiologie du vertige. De Gennaro a cité un fait semblable dont nous avons déjà parlé.

Nous pensons, avec Voltolini, que les réflexes coïncident surtout avec la présence de polypes petits et mobiles, tandis qu'une obstruction complète du nez par de volumineux polypes ne déterminent pas d'accidents nerveux.

L'humidité de l'air atmosphérique peut favoriser le développement des vertiges dus à ces tumeurs: les réflexes ont aussi une certaine tendance à se manifester au moment où l'on procède à l'ablation des polypes avec les pinces ou le serre-nœud.

Bien que nous n'ayons pas observé des cas de ce genre, nous croyons, avec Hering : « que les hypertrophies circonscrites de » la cloison, très-sensibles au toucher, ainsi qu'une sécrétion » desséchée irritante, suffisent quelquefois pour la production » des névroses, même lorsqu'il y a atrophie des cornets. Toute » inégalité ou rugosité de la cloison pouvant retenir la sécrétion » du nez, empêchant son écoulement et, par conséquent, facili- » tant le dessèchement de cette dernière et l'irritation de la » muqueuse, peuvent également provoquer des phénomènes » nerveux, et doivent être immédiatement modifiés. Il en est » de même des agglomérations et produits inflammatoires ob- » servés à la partie postérieure de la cloison, ils deviennent » très-sensibles et le moindre attouchement suffit pour provo- » quer les névroses réflexes. »

Pour en finir avec cette nomenclature des différentes lésions nasales qui occasionnent le vertige, disons que les troubles vertigineux peuvent être liés à l'existence d'un catarrhe naso-pharyngien, et le docteur Guye a publié une observation de vertige se rattachant à la présence des tumeurs adénoïdes dans le naso-pharynx.

IV.

Ce sont en somme des affections nasales de peu de gravité qui servent de point de départ aux réflexes nerveux. Dans les faits que nous avons rapportés il n'est pas question de syphilis, de tuberculose nasales, d'ulcérations scrofuleuses, de tumeurs malignes, sarcome, carcinome, épithélium. Au contraire, nous avons vu le vertige dépendre de fluxions nasales et de coryzas aigus. Dans la rhinite chronique, c'est surtout lorsque les altérations de la muqueuse sont peu marquées et peu anciennes, que le boursouflement du tissu caverneux s'accentue et que se développe l'irritabilité des extrémités nerveuses. Les lésions profondes de la pituitaire émoussent sa sensibilité. Une membrane dégénérée par des rhinites opiniâtres et invétérées se prête peu à la formation des réflexes nerveux.

Notre vénéré maître Lasègue avait fait la même observation à propos du vertige stomacal, et dans une leçon magistrale l'illustre professeur disait : « Lorsqu'un malade est atteint » d'une maladie grave de l'estomac, il n'est pas vertigineux ; le » cancer stomacal ne donne pas de vertige. Le vertige gas- » trique, comme les autres phénomènes nerveux réflexes du » même ordre, n'est la conséquence que d'un petit état gastri- » que, et cela est si évident que quand une vraie maladie gas- » trique succède à un mauvais état de l'estomac, elle fait dis- » paraître le vertige. »

De son côté, le Dr Beverley Robinson soutient que dans certains cas, des névroses réflexes ont diminué ou disparu en même temps que des polypes ou une hypertrophie de la muqueuse des cornets amenaient l'occlusion totale des cornets.

Ce n'est donc pas dans l'intensité de l'affection nasale qu'il faut rechercher la cause du vertige, mais bien dans une extrême sensibilité de la muqueuse, et dans une certaine prédisposition individuelle tenant au tempérament, à l'état diathésique des sujets. La production des phénomènes réflexes suppose une modalité pathologique toute spéciale. Elle n'a lieu qu'autant que l'individu dont la muqueuse nasale est irritée, présente une sensibilité particulière anormale du système nerveux. Pour expliquer comment les altérations nasales ne produisent pas d'accès vertigineux chez tous les individus souffrant du nez, il faut dans le cas qui nous occupe, reconnaître l'action de la cause excitante d'une part, et de l'autre la réaction du foyer cérébral qui subit l'impression. Si cette réaction fait défaut, l'excitation reste muette, elle n'est pas suivie de vertige.

Or cette prédisposition, cette facilité des cellules cérébrales à être excitées et à amener les réflexes, nous la trouvons chez les sujets soumis à l'influence de la diathèse arthritique. Déjà dans notre travail sur *les Rapports de l'Asthme et des Polypes muqueux du nez*, nous avons soutenu que l'arthritisme était un terrain éminemment favorable au développement des réflexes d'ordre nasal, en nous appuyant sur ce que nos malades étaient des arthritiques et sur ce que l'asthme d'un côté, et les inflammations nasales de l'autre, étaient des manifestations de la même diathèse.

Les individus dont nous avons rappelé les observations (faits personnels et ceux des Drs Fauvel, Cadier, Massei), étant tous des rhumatisants ou des goutteux, faisant partie de la classe des arthritiques, et par cela même avaient une grande tendance à devenir vertigineux. Car d'après Guéneau de Mussy, le vertige est très-commun chez les goutteux, il peut se montrer avec les caractères du vertige stomacal sans qu'il y ait aucun trouble apparent des fonctions digestives, il appartient surtout aux formes névropathiques de l'arthritisme.

De plus, la diathèse prédisposant aux inflammations, aux congestions de la pituitaire, ces sujets se sont trouvés dans les meilleures conditions pour permettre la formation des réflexes nerveux qui aboutissent au vertige. En un mot, nous estimons que les affections nasales occasionnent des phénomènes réflexes avec d'autant plus de facilité qu'elles se développent sur un terrain déjà préparé par l'arthritisme.

De plus, en faveur de notre opinion nous tirons un argument sérieux de cette coïncidence que certaines névroses nasales, décrites par Hack et autres spécialistes, sont précisément les manifestations arthritiques indiquées par Guéneau de Mussy et autres cliniciens. Des auteurs qui ne se préoccupent en aucune façon de l'intervention diathésique, signalent comme ayant une origine nasale, l'asthme, la fièvre des foins, la migraine, les névralgies, l'hypochondrie, la rougeur de la peau du nez ; or, ces névroses sont mises par d'autres médecins sur le compte de l'influence arthritique. D'où cette conclusion que l'arthritisme entretient des relations étroites avec certains phénomènes réflexes d'l'ordre nasal, et que cette diathèse joue un rôle important dans la production du vertige nasal.

Le vertige se montre de préférence chez les adultes, qui sont plus exposés que les enfants et les vieillards aux affections nasales et qui sont plus souvent sous la dépendance de la diathèse arthritique à forme névropathique. Nous avons cependant vu que le sujet de l'observation II et le malade du docteur Ruault étaient des jeunes gens de 14 et 15 ans ; mais ce sont là des exceptions.

Le sexe du malade nous semble être indifférent au point de vue de la production du vertige, qui paraît aussi facilement chez les hommes que chez les femmes.

La fréquence du réflexe nasal qui nous occupe est bien difficile à préciser en ce moment, car ce n'est pas lorsqu'une question est mise à l'étude que l'on peut établir des proportions et indiquer même approximativement des chiffres. Des cas recueillis isolément ne permettent aucune statistique. Mais nous pensons que l'attention de nos confrères ayant été attirée de ce côté, de nouveaux faits viendront bientôt s'ajouter à ceux que nous avons rassemblés. Contentons-nous en ce moment de faire remarquer que le professeur Gagnon, qui a bien voulu interroger tous ses malades sur le point qui nous intéresse, a, dans ces derniers mois, observé quatre sujets atteints de vertige nasal. Que notre cher maître reçoive ici le témoignage de notre sincère affection et de notre profonde reconnaissance.

Le vertige nasal n'a pas de caractères propres qui permettent de le différencier des autres espèces vertigineuses. Il résulte cependant de nos observations que le vertige prend le plus souvent la forme giratoire. Les malades voient les objets tourner autour d'eux ou bien ils se sentent emportés dans un mouvement circulaire. Lorsque l'individu est debout, ses jambes vacillent et fléchissent, il éprouve un sentiment de défaillance ; il est obligé de s'asseoir ou de s'appuyer sur les objets environnants pour ne pas tomber ; parfois même il y a chute, comme chez les sujets des observations III et IX. La face du malade devient subitement pâle, elle est couverte de sueurs froides; il y a une grande tendance syncopale, mais pas de perte de connaissance proprement dite; chez quelques malades, le pouls se ralentit. Les objets semblent parfois environnés d'un nuage, un brouillard se montre devant les yeux du patient ou bien il y a scotome scintillant, apparition de mouches volantes.

Les phénomènes vertigineux peuvent être accompagnés d'autres troubles également d'origine nerveuse ; nous avons vu certains malades éprouver de la céphalalgie, occupant le milieu de la région frontale ou bien localisée à un côté de la tête; quelquefois la céphalalgie revêt tout à fait le caractère de la migraine, avec nausées et vomissements sans la moindre altération stomacale. Nous n'avons pas constaté chez nos vertigineux ce sentiment de peur, cette rétractation de la peau, surtout au niveau du scrotum, symptômes signalés par Lasègue dans son étude sur le vertige.

Certains individus sont affectés d'asthme et les crises vertigineuses alternent ou coïncident avec les accès d'oppression; l'asthme peut se développer antérieurement ou postérieurement au vertige.

Dans d'autres cas, la lésion nasale détermine de l'hypochondrie ou bien encore ce sont des cauchemars qui importunent les malades atteints de vertige ; enfin notre ami le docteur Gaillard accusait des troubles de sécrétion ; une salivation abondante se manifestait en même temps que les phénomènes vertigineux provoqués par le tabac à priser.

Le vertige nasal a une durée assez variable ; il peut se montrer pendant quelques minutes seulement; mais aussi l'accès peut durer plusieurs jours.

Les crises reviennent plusieurs jours de suite ou sont espacées par des semaines, par des mois, sans qu'il y ait rien de fixe dans leur apparition.

L'accès commence à n'importe quel moment de la journée ; il semble toutefois que le vertige paraît de préférence le matin au réveil, alors que les mucosités accumulées dans le nez pendant la nuit augmentent les phénomènes de compression et d'irritation.

Le diagnostic du vertige nasal se fait par la constatation d'une affection du nez, par la coexistence des symptômes suivants : éternuements, enchifrènement, nasonnement, gêne de la respiration nasale, sécrétion exagérée de la pituitaire, larmoiement; les causes du vertige : odeurs, vapeurs irritantes, poussières, tabac, attouchements de la muqueuse avec un stylet, cautérisation au galvano-cautère, rendront le diagnostic assez facile. Enfin il ne sera pas permis de douter que le vertige est d'origine nasale, lorsque les accidents cesseront grâce à une intervention chirurgicale ou médicale dirigée contre la lésion du nez.

Il ne faudra pas perdre de vue que les individus atteints de vertige nasal sont susceptibles d'avoir des migraines, des nausées, des vomissements, des troubles dyspeptiques ; dans les cas de ce genre, on ne devra conclure à un vertige stomacal qu'après l'examen des fosses nasales et le résultat négatif des recherches.

Lorsque le malade sera affecté d'un catarrhe de la trompe et de rhinite chronique, il sera sage de ne pas trop se hâter de faire le diagnostic de vertige auriculaire ; car nous pensons qu'en pareille circonstance les troubles vertigineux ont autant de chance de provenir du nez que de l'oreille. Le traitement fournira alors d'utiles renseignements et pourra permettre de sortir d'embarras.

Nous estimons aussi que la connaissance du vertige nasal va faire diminuer sensiblement le nombre des cas de vertiges goutteux, rhumatismal, congestif, anémique, nerveux.

Et à propos de cette dernière espèce vertigineuse, nous croyons que la lecture de ce travail pourra modifier les idées généralement admises sur la névropathie de Krishaber. Cet auteur a voulu faire une entité morbide d'un ensemble de symptômes nerveux parmi lesquels le vertige occupe le premier rang ; suivant nous, cet état névropathique peut être parfois primitif, mais il apparaîtra comme secondaire, lorsqu'on saura reconnaître les lésions primordiales engendrant les phénomènes d'ordre réflexe. Krishaber indique comme symptômes de sa névrose : le vertige, la titubation, le sentiment de la perte de l'équilibre, les troubles de la vue, les mouches lumineuses, l'agitation nocturne, les cauchemars, une très-grande irritabilité nerveuse, l'hypochondrie, la paresse de l'esprit, l'inaptitude au travail, l'hémicranie, les névralgies des différentes parties du corps, les nausées, les vomissements, la toux nerveuse, la dyspnée, l'aphonie, les syncopes, la pâleur de la face, la faiblesse du pouls ; or tous ces symptômes sont précisément ceux que nous avons observés chez les malades qui subissaient une excitation du système nerveux central par suite de lésions nasales, et ces accidents ont disparu avec la maladie du nez qui leur donnait naissance.

Krishaber écrit à propos du vertige stomacal : « Sans mettre en doute que les troubles digestifs ne donnent lieu quelquefois à du vertige passager, j'affirme cependant qu'on a singulièrement abusé du diagnostic de vertige stomacal. » Nous retournerons contre Krishaber ces critiques qu'il adressait à Trousseau, et nous ne doutons pas aussi que s'il eût connu ou admis l'existence des vertiges nasal, pharyngé, laryngé, il eût fondé de moins grandes espérances sur les destinées de sa névropathie cérébro-cardiaque. Dans les faits publiés par Krishaber, il n'est fait aucune mention de l'état des muqueuses pituitaire, gutturale, vocale ; la chose paraît étrange lorsqu'on pense que ce médecin était spécialiste des affections du nez, du pharynx et du larynx, et observait par conséquent des malades souffrant de ces derniers organes.

Le pronostic du vertige nasal ne saurait être grave ; car après une durée plus ou moins longue ce vertige disparaît ordinairement soit par l'atténuation, soit par l'aggravation des altérations nasales.

Le traitement curatif du vertige doit s'adresser à l'affection du nez, qui en est la cause. Dans les cas de congestions passagères, d'inflammations aiguës, il faudra avoir recours aux émollients, aux astringents et autres médicaments employés contre la fluxion nasale et le coryza.

Lorsqu'il s'agit d'un catarrhe chronique, on pourra d'abord se servir de poudres à l'acide borique et au calomel, de pommades au précipité blanc, au chlorure de zinc, de douches nasales à l'eau salée, au chloral, au permanganate ; si ces moyens sont insuffisants, il ne faut pas hésiter à cautériser la muqueuse avec le nitrate de mercure, l'acide chromique et surtout avec le galvano-cautère ; c'est par la galvano-caustique que Hack détruit le cornet inférieur.

Les polypes muqueux seront enlevés avec le serre-nœud, et leur surface d'implantation cautérisée.

Avant d'employer ces différents procédés rigoureux, il sera bon d'anesthésier la muqueuse au moyen de la cocaïne ; cette pratique empêche les réflexes de se produire au moment de l'opération.

CONCLUSIONS.

I. Il existe un vertige nasal, véritable *vertigo a naso lœso.*

II. Il appartient au groupe des vertiges réflexes et doit prendre place à côté des vertiges gastrique, laryngé, utérin.

III. L'irritation des filets du trijumeau innervant la muqueuse des cornets et celle de la cloison, est la cause du vertige et des autres névroses nasales.

IV. L'excitation du trijumeau se transmet par l'intermédiaire du ganglion sphéno-palatin aux nerfs vaso-moteurs, d'où anémie circonscrite du cerveau et vertige.

V. Les affections qui donnent lieu au vertige sont : 1° les fluxions nasales (odeurs, vapeurs irritantes, tabac à priser, foins au moment de la floraison) ; 2° les coryzas aigus ; 3° le catarrhe chronique, surtout dans sa forme hypertrophique ; 4° les polypes muqueux ; 5° le catarrhe de l'arrière-cavité nasale.

VI. Le vertige est provoqué surtout par les affections nasales offrant peu de gravité.

VII. Les réflexes nasaux se développent principalement chez des individus arthritiques.

VIII. Le vertige peut se montrer isolément ou être accompagné d'autres phénomènes nerveux : troubles de la vue, mouches volantes, hémicranie, nausées, vomissements, grande excitabilité, hypochondrie, paresse intellectuelle, cauchemars, toux spasmodique, crises dyspnéiques, sécrétions exagérées, syncopes, faiblesse du pouls, pâleur de la face.

IX. Pour établir le diagnostic, il faut examiner les fosses nasales de tout individu éprouvant du vertige.

X. La recherche du vertige nasal diminuera sensiblement le nombre des cas de vertiges goutteux, rhumatismal, anémique, congestif, ainsi que de névropathie cérébro-cardiaque.

XI. Le vertige cesse avec la guérison de l'affection nasale qui lui a donné naissance.

Clermont-Ferrand, typographie Mont-Louis, rue Barbançon, 2.

OUVRAGES DU MÊME AUTEUR

Essai sur les Eaux du Mont-Dore. A. Delahaye, Paris, 1875.

De l'Inhalation. A. Delahaye, Paris, 1876.

De la Pulvérisation. A. Delahaye, Paris, 1877.

Des Hémoptysiques. A. Delahaye, Paris, 1878.

Guide médical du Mont-Dore. Clermont-Ferrand, 1879.

De la Toux et de son traitement. A Delahaye, Paris, 1879.

Notice médicale sur la Bourboule. Clermont-Ferrand, 1879.

De la médication mont-dorienne et de ses contre-indications dans le traitement des Affections respiratoires. A. Delahaye, Paris, 1880.

De la Laryngite syphilitique secondaire. In-Revue de laryngologie. Bordeaux, 1881.

Des lésions du Larynx chez les tuberculeux. In-Archives générales de médecine. Mai-août 1881.

Des rapports de l'Asthme et des Polypes muqueux du nez. In-Archives générales de médecine. Avril-mai 1882.

De l'Arthritisme et de ses manifestations sur les organes de la respiration. Traitement. Asselin, Paris, 1882.

De l'Angine sèche et de sa valeur séméiologique dans la Glycosurie et l'Albuminurie. In-Revue mensuelle de laryngologie et d'otologie. Juin-juillet 1882.

De l'Adénopathie bronchique chez les enfants et son traitement. Asselin, 1883, Paris.

Etude sur les fluxions de la muqueuse laryngée. In-Revue mensuelle de laryngologie et d'otologie. Mars-avril 1884.

Les maladies des enfants au Mont-Dore. Hyperémie et inflammation de la muqueuse nasale. Catarrhe chronique du nez. Asselin, Paris, 1884.

Catarrhe naso-pharyngien. Catarrhe de l'oreille moyenne. In-Archives d'hydrologie. Mai-juin 1885.

Angine catarrhale chronique. Pharyngite glanduleuse. Amygdalite chronique. In-Archives d'hydrologie. Avril-juin-août 1886.

De l'Orchite et de l'Ovarite amygdaliennes. In-Archives générales de médecine. Mai-juin 1886.

Clermont-Ferrand, typographie et lithographie G. Mont-Louis.

www.ingramcontent.com/pod-product-compliance
Ingram Content Group UK Ltd.
Pitfield, Milton Keynes, MK11 3LW, UK
UKHW020447220726
13923UKWH00005B/2378